AF220122

familienNatur II

Zurück zu den Wurzeln des Mutterseins

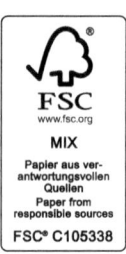

Impressum

Text & Idee © Nathalie Albat 2018 - 2021
nathaliealbat-freiebildung.jimdofree.com
adelene-magazin.de

Lektorat Diana Domnick
alias Goethes Haushälterin

Herstellung & Verlag: BoD - Books on Demand, Norderstedt

Das Werk, einschließlich seiner Teile, ist urheberrechtlich geschützt.
Jede Verwertung außerhalb der engen Grenzen des Urheberrechtsgesetzes ist
ohne Zustimmung des Verlages und des Autors unzulässig. Dies gilt insbesondere
für die elektronische oder sonstige Vervielfältigung, Übersetzung,
Verbreitung und öffentlichen Zugänglichmachung.

Die deutsche Nationalbibliothek verzeichnet diese Publikation in der
Deutschen Nationalbibliografie; detaillierte bibliografische Daten sind
im Internet über http://dnb.d-nb.de abrufbar.

ISBN 9783753490526

Nathalie Albat

familienNatur II

Zurück zu den Wurzeln
des Mutterseins

Inhaltsverzeichnis

Danksagung

Dieses Buch widme ich meinen Kindern, die mich zu dem Menschen geformt haben, der ich heute bin. Ohne sie wäre meine Lebensauffassung eine völlig andere und mein Leben viel zu öde. Ein Leben mit hochsensiblen Kindern hält so manche Überraschungen und Kompromisse bereit und ich möchte sie auf keinen Fall missen.

Ebenso danke ich meinem Mann, der es nicht immer leicht mit uns hat und mich zu hundert Prozent unterstützt.

In tiefer Dankbarkeit,

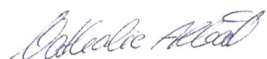

Vorwort

Es gab eine Zeit, in der das Muttersein als die wichtigste und bedeutendste Aufgabe für Frauen galt. Denn sie sorgte für das Heranwachsen der Kinder und sicherte somit das Überleben der Familie und der Menschheit. Die Bindung von Mutter und Kind ist essentiell von großer Bedeutung. Sie prägt die Beziehung des Kindes zu anderen Menschen ein Leben lang. Im Zuge des Feminismus verlor das Muttersein an Ansehen und wurde förmlich boykottiert. Dass sich eine Frau „nur" um die Kinder kümmert, geriet in den Hintergrund. Eine Frau habe schließlich auch andere Interessen außerhalb der häuslichen Umgebung und das Recht selbst berufstätig zu sein. Dies ist von mir keine Anklage für berufstätige Mütter.

Jeder Mensch hat das Recht auf freie Entfaltung. Wie wäre es aber, wenn der Beruf Mutter wieder mehr Anerkennung und Beachtung finden würde? Das System in dem wir heute leben, verlangt Müttern und Familien viel ab. Ich bin mir sicher, dass die meisten Eltern das Beste für ihre Kinder wünschen. Ich habe einen langen und intensiven Entwicklungsprozess hinter mir und sehe heute viele Dinge, die ich früher begrüßt habe, anders.

Es ist ein Weg und ich hoffe vielen Müttern damit aus der Seele zu sprechen und sie zu ermutigen eigene Lösungen zu entwickeln.

Es gibt mittlerweile viele Ratgeber, die sich mit bedürfnisorientierter Kindererziehung und Attachment Parenting beschäftigen. Das bedürfnisorientierte und minimalistische Leben stößt bei Außenstehenden oft auf Unverständnis und Kritik. Häufige Aussagen sind zum Beispiel: „Das Kind braucht Regeln!" oder „Ihr verwöhnt es zu sehr. So wird es nie selbständig.", oder auch „Es ist nicht hochsensibel, sondern einfach zu weich." Diese Liste lässt sich unendlich fortsetzen.

Gerade diejenigen, die zum ersten mal Eltern werden, hören sich die lieb gemeinten Ratschläge von Eltern, Schwiegereltern und Verwandten an und sind meist bereits vor der Geburt verunsichert. Ist das Kind geboren, fällt es vielen Eltern schwer auf ihr Bauchgefühl zu hören bzw. haben sie Angst keine „guten Eltern" zu sein. Wir leben in einer Zeit, in der oft darauf geachtet wird, was andere Menschen über uns denken. Damit setzten wir uns selbst unnötig unter Druck. Der Mensch ist ein Gewohnheitsmensch und alles, was nicht der Masse entspricht, wird erst einmal schief beäugt.

Menschen die „anders" leben, sind die Alternativen, Hippies oder Eltern die ihre Kinder nicht unter Kontrolle haben und sich auf der Nase herumtanzen lassen. In diesem Zeitalter entgegen den Strom zu schwimmen erfordert viel Mut. Zurück zur Natürlichkeit, zum Minimalismus und zur Freiheit für unsere Kinder. Alles ist ein Prozess, der nicht von einem Tag auf den anderen vollzogen ist.

Dieses Buch informiert über die Rückkehr zur Natur, die bedürfnisorientierte Elternschaft, das Leben mit hochsensiblen Kindern und darüber, dass Minimalismus eine große Bereicherung sein kann. Keinesfalls ruft dieses Buch zum Dogmatismus auf. Jeder Mensch und jede Familie ist anders. Über den eigenen Tellerrand zu schauen und die Lebensauffassung anderer zu akzeptieren trägt zum friedlichen Miteinander aller Menschen bei.

Nathalie Albat

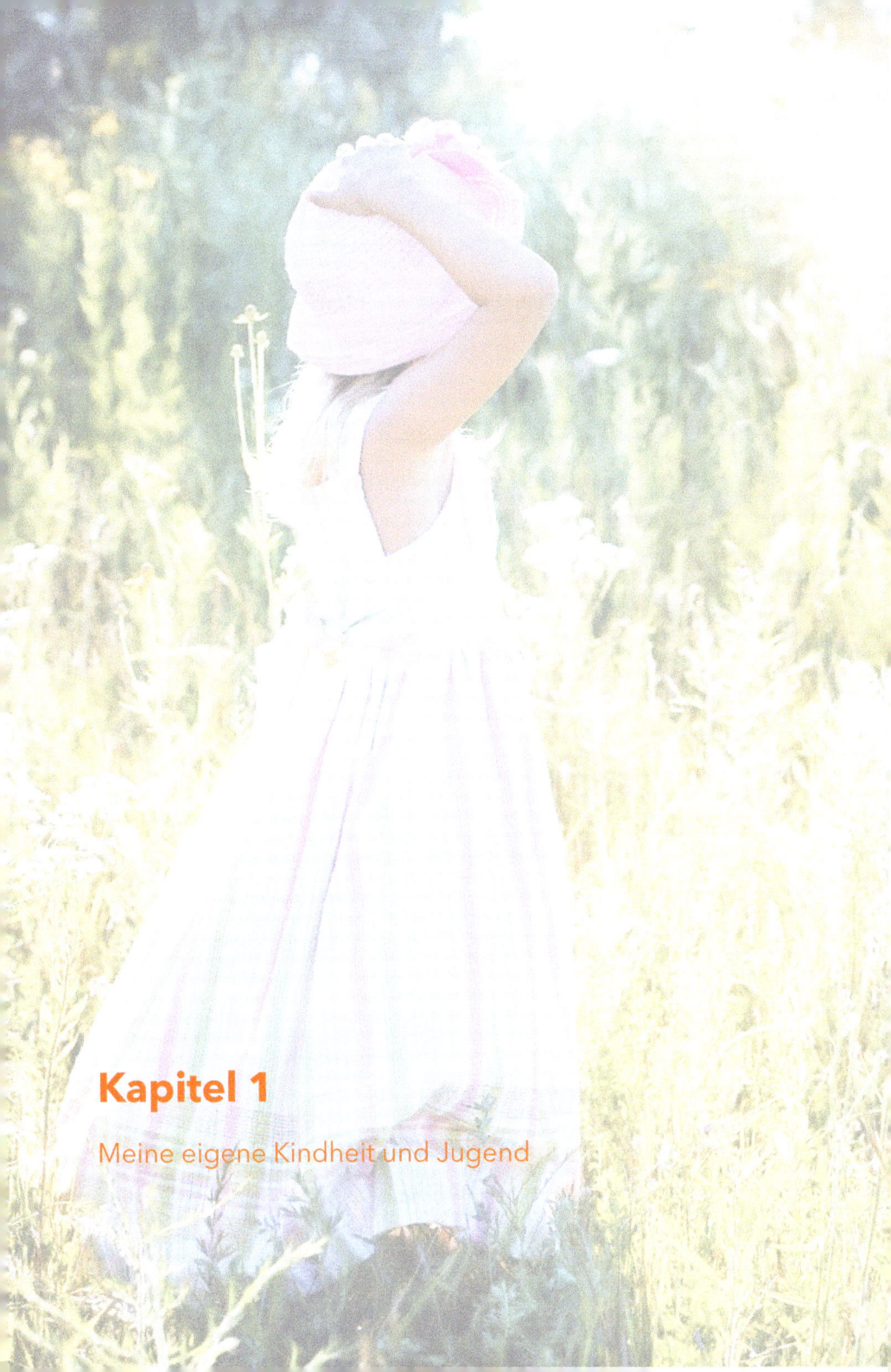

Kapitel 1

Meine eigene Kindheit und Jugend

Meine eigene Kindheit und Jugend

Geboren im Jahr 1984 wuchs ich bis zur Wiederver-
einigung Deutschlands in der DDR auf. Obwohl ich in
meinen ersten sechs Lebensjahren in der DDR gelebt
habe, konnte ich mich Dank meiner Eltern relativ frei
entfalten. Entgegen der üblichen Abgabe der Kinder in
Krippen, hatte ich das Privileg drei Jahre zu Hause bei
meinen Eltern und meinem älteren Bruder zu bleiben.
Meiner Mutter war dies wichtig und sie ließ sich von
Vorurteilen nicht beirren. Ebenso wuchs ich sehr bedürfnisorientiert auf, wurde lange gestillt und schlief mit im
elterlichen Bett.

Mit drei Jahren blieb auch mir der Kindergarten nicht
erspart. Laut Erzählungen und meiner eigenen Wahr-
nehmung, war es für mich nicht das Nonplusultra. In
seinen Schulferien wurde mein Bruder dazu angehalten
mich in den Kindergarten zu bringen. Der Versuch
endete meist in unzähligen Tränen, worauf mein Bruder
mich wieder mit nach Hause nahm.

Den Schreck ihres Lebens bekam meine Mutter als ich
mit vier Jahren plötzlich allein vor der Haustür stand.
Keiner der Erzieher hatte bemerkt, dass ich den Kinder-

garten verlassen hatte. Der Weg von der Einrichtung zur elterlichen Wohnung führte über zwei Verkehrsstraßen. Übrigens war der Grund für meine Flucht, dass ich keinen Reifen zum Spielen bekommen habe und aus Frustration weggelaufen bin.

Wir verbrachten als Familie viel Zeit an der Ostsee und ich kann sagen eine überwiegend glückliche Kindheit verbracht zu haben. Lediglich die Trennung meiner Eltern in meiner frühen Kindheit hatte einen bitteren Beigeschmack. Der Kontakt zu meinem leiblichen Vater wurde mit den Jahren immer weniger. Sicher liebt er uns noch genauso, nur geht das Ego meist einen anderen Weg.

Nach mehreren Umzügen verblieb ich im Bundesland Brandenburg, absolvierte mein Abitur und schloss meine Ausbildung als Werbekauffrau ab. Im 3. Lehrjahr wurde ich ungeplant schwanger und ab da änderte sich meine komplette Sichtweise. Jahre davor schwor ich noch nie Kinder zu bekommen und für meine Karriere zu leben - ohne Rücksicht auf andere Akteure in meinem Leben. Doch die Geburt meines ersten Sohnes und die Geburten meiner drei weitere Kinder haben mich komplett umgekrempelt.

Beruf Mutter – die Erfüllung?

Unvorstellbar war für mich die Tatsache „nur" Mutter zu sein und die Kinder in ihren ersten Lebensjahren allein zu begleiten. Meine beiden Söhne kamen um die Fremdbetreuung nicht drum herum; mein Erstgeborener mit Beginn seines 3. Lebensjahres und mein zweiter Sohn leider bereits mit seinem 1. Lebensjahr. Könnte ich diese Entscheidung noch einmal treffen, würde eine Fremdbetreuung für uns nicht mehr in Frage kommen. Ob sie es mir später vorhalten werden, weiß ich nicht. Ich unterlag damals dem gesellschaftlichen Druck, dass Kinder in den Kindergarten gehören, sonst mutieren sie zu Einsiedlerkrebsen. Des Weiteren reichte das Geld eines Verdienenden nicht aus.

Meine Söhne waren „pflegeleichte" Kindergartenkinder. Ein kurzes Weinen zum Abschied wurde als normal abgetan. Als mein älterer Sohn eingeschult wurde, verweigerte mein zweiter Sohn zunehmend den Gang in den Kindergarten. Es endete jeden Tag in Tränen. Er klammerte sich an mir fest und ich war unter Zeitdruck, musste ich doch pünktlich ins Büro. Ich weiß nicht, wann es bei mir im Oberstübchen endlich Klick gemacht hat. Ich meldete ihn wochenlang im Kindergarten ab, bis ich schließlich seiner Bitte nachkam und ihn mit 4 ½ Jahren komplett abmeldete. Warum mache ich uns jeden früh so einen Stress? Es muss auch anders gehen! In dieser Zeit war ich mit meiner Tochter schwanger und warf meinen Job hin. Dieser war weder Erfüllung, noch den Stress für mich und meine Kinder wert. Von da an war das Leben so entspannt. Es fielen riesige Felsbrocken von meinem Herzen.

Das ein Leben ohne Fremdbetreuung heute regelrecht negativ besetzt ist, zeigt deutlich wie die Gesellschaft und das System tickt. Ich erlebte auch viel Unverständnis, welches durch meine tiefe Überzeugung an mir abprallte. Es ist keine Verurteilung für Eltern, welche ihre Kinder fremdbetreuen lassen. Die Arbeitswelt lässt vielen keine andere Wahl. Alleinerziehende haben es ebenfalls sehr schwer. Viele möchten die Fremdbetreuung ihrer Kinder nicht, nur haben sie keine Alternative.

Zum Glück hatte ich die Wahl. Die Wahl, die Zeit mit meinen Kindern zu verbringen und sie zu begleiten. Sicher kann es mit drei bzw. vier Kindern an manchen Tagen ziemlich stressig sein. Aber ich habe mich bewusst dafür entschieden und hey, ab dem dritten Kind würden auch fünf Weitere nicht mehr auffallen. Als

Mehrkindfamilie erfährt man von Außen sowohl Respekt als auch Mitleid. Mitleid brauche ich nicht und das äußere ich deutlich.

Wie kann es sein, dass sich Mütter in der Mutterrolle nicht erfüllt sehen? Ist es erfüllender hinter der Wursttheke zu stehen, als die Zeit mit seinen Kindern auf dem Spielplatz zu verbringen? Oder liegt es an den Standards, die uns indoktriniert werden? Braucht es zum Glücklich sein ein eigenes Haus und den jährlichen Urlaub? Wohl kaum werden Kinder später zu ihren Eltern sagen: „Danke, dass wir all die materiellen Güter hatten! Und nein, wir hätten nicht lieber mehr Zeit mit euch verbracht."

Wir leben in einer Gesellschaft in der Frauen Anerkennung bekommen, wenn sie fremde Kinder betreuen und diskriminiert werden, wenn sie ihre eigenen Kinder betreuen. Aus diesem Hamsterrad auszusteigen braucht Mut. Ich war auch darin gefangen, bis es nicht mehr ging und ich eine Lösung finden musste.

Es braucht ein dickes Fell, um gut gemeinte Ratschläge wie „Das Kind lernt nur im Kindergarten Sozialverhalten." oder „Wann geht es endlich in den

Kindergarten?" an sich abprallen zu lassen. Einige Pädagogen gehen sogar so weit zu behaupten, Eltern sind nicht im Stande ihre Kinder aufzuziehen, da sie diese zu sehr lieben und ihre Fehler nicht sehen. Das zeigt ganz deutlich, wie wir manipuliert werden.

Muttersein ist ein 24-Stunde-Job, auch ohne Pausen. Solch eine Arbeitsstelle wäre für einen Arbeitgeber unbezahlbar. Ich spreche bestimmt für viele Mütter, wenn ich sage, dass wir nicht ständig bejubelt werden wollen, aber ein bisschen mehr Anerkennung für das, was jede Mutter leistet, wäre ausreichend.

Die bedürfnisorientierte Familie

Seit einigen Jahren hört man vermehrt den Begriff bedürfnisorientierte Elternschaft. Viele fragen sich, um was es sich dabei handelt. Bedürfnisorientiert heißt nichts anderes als Beziehung statt Erziehung. Eltern und Kinder begegnen sich auf gleicher Augenhöhe. Es gilt das Prinzip der Gleichberechtigung. Ich höre die vielen „Aber" und kann beruhigen: Es ist ein Prozess der Umorientierung. Konditioniert sind wir darauf, dass Kinder Grenzen brauchen. Wir sind die Erwachsen und haben das Sagen. Von dieser Einstellung gilt es Abstand zu nehmen, auf das gute alte Bauchgefühl zu hören, welches uns meist den richtigen Weg aufzeigt. Was Kinder brauchen ist Liebe, Wärme, Geborgenheit und Sicherheit.

Die Ammenmärchen, die sich so hartnäckig halten, sind zum Teil ein Überbleibsel aus dem 3. Reich. In dieser Zeit wollte man Soldaten, die Befehle ausführen und dem Land dienen. Eine starke Bindung zu den Eltern war da wenig hilfreich. So wurde propagiert, dass Kind auf keinen Fall zu verwöhnen, es weinen zu lassen und wenig Körperkontakt zu schenken.

Die Ursachen dafür, dass sich Mütter zeitnah von ihren Sprösslingen lösen bzw. der kindliche Alltag sehr stark strukturiert wird, geht allerdings noch weiter zurück. Bis Mitte des 18. Jahrhunderts war es im Adel und bei den gebildeten Ständen üblich die Nachkommen von Ammen betreuen zu lassen. Doch durch gesellschaftliches Umdenken und intellektuelle Schriften zum Thema Erziehung, wurden die Damen der höheren Stände dazu angeregt, ihre Kinder wieder selbst zu stillen. Was sich nach einem Fortschritt anhört, stellte sich in der Praxis schnell als Qual für die Babys heraus.

Denn um ihren Verpflichtungen nachzukommen wurden Stillpläne erstellt und Stillzeiten fixiert. Individuelle kindliche Bedürfnisse wurde rücksichtslos übergangen und das Kind von Anfang an in die pflichtbewusste Erwachsenenwelt gepresst. Nachdem das Bürgertum diesen Trend übernommen hatte, zwang im 19. Jahrhundert die industrielle Revolution die einfachen Arbeiterinnen ihre Kinder wiederum abzugeben. Es blieb keine Zeit für das Stillen. So wurden Babys beispielsweise mit Mehlbrei ernährt, was einige wiederum nicht überlebten. Als Heinrich Nestlé 1867 ein lösliches Milchpulver erfand, welches größtenteils aus kondensierter Kuhmilch und Zwieback bestand, schienen alle Probleme gelöst. Eine gesunde Stillbeziehung von Mutter und Kind, die damit einhergehende Nähe und liebevolle Aufmerksamkeit wurden zu dieser Zeit quasi abgeschafft.

Aber der Mensch ist ein soziales Wesen und braucht Kontakt zu anderen Menschen. Erhält ein Baby von Anfang an so viel Körperkontakt wie es braucht, wird es sich später zu einem selbstbewussten und liebevollen Menschen entwickeln.

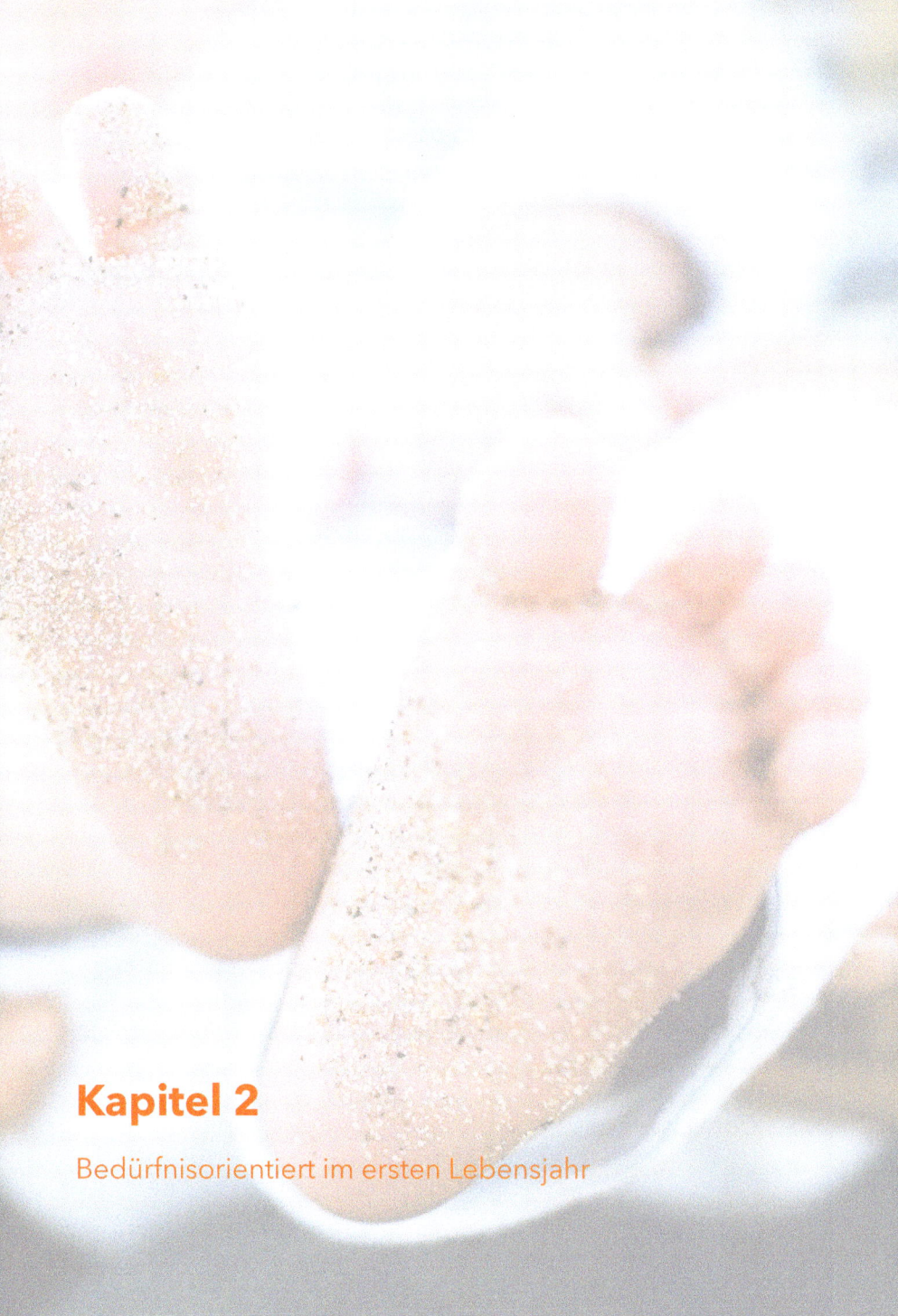

Kapitel 2

Bedürfnisorientiert im ersten Lebensjahr

2.1 Bindung

Stellen wir uns vor ein Baby wird geboren, erfährt keine menschliche Nähe, Sicherheit und Geborgenheit. Die Überlebenschance dieses Babys wäre sehr gering! Denn ein Baby kann nur gedeihen und seiner natürlichen Neugier bzw. seinem Erkundungsdrang folgen, wenn es den Schutz und die Sicherheit einer zuverlässigen Beziehung hat. Die Natur hat das Verhalten von Babys darauf ausgerichtet, dass sie mit den Personen eine gleichmäßige und dauerhafte Bindung eingehen, die ihnen Nähe, Sicherheit und Geborgenheit geben. Dies sind meist Mutter und Vater, können aber auch andere Personen sein.

Babys sind mit bestimmten Verhaltensweisen ausgestattet, welche die Nähe zu den Bezugspersonen sichern. Weinen, Rufen, Anklammern, Nachfolgen oder Nähe suchen zählen zu dem typischen Bindungsverhalten. Eltern reagieren darauf meist instinktiv. Je mehr sich das Kind auf die Nähe und Fürsorge verlassen kann, desto sicherer fühlt es sich in der Beziehung zu der/ den Bindungsperson/en. Dies ist die Basis auf der Kinder vertrauensvoll die Welt entdecken können.

Die erste Bindung geschieht in den ersten Stunden nach der Geburt und ist für Mutter und Kind sehr wichtig. Diese Bindung festigt sich durch den täglichen Umgang. Körpernähe und Stillen spielen dabei eine wichtige Rolle.

Diverse Experimente zeigen auf:

Ohne emotionale Zuwendung in den ersten Lebensjahren ist eine physisch & psychisch gesunde Entwicklung kaum möglich.

Bekanntestes Beispiel sind wohl die sogenannten **Kaspar-Hauser-Versuche**, welche Friedrich II. von Hohenstaufen zugeschrieben werden.

Um die ursprüngliche Sprache der Menschheit herauszufinden, ließ er Neugeborene von ihren Müttern trennen und an Ammen übergeben. Diese durften die Kinder stillen, sie baden und waschen, aber nicht mit ihnen sprechen oder sie liebkosen. Letztendlich starben alle Babys – ohne Bindung und ohne Erkenntnisse zur Ursprache.

In den ersten Monaten lässt sich das Baby neben den Bezugspersonen auch von „Fremden" tragen, wickeln und füttern, denn das sichert sein Überleben. Im vierten bis fünften Lebensmonat beginnt die Fremdelphase. Nähern sich Fremde oder schauen das Kind lange an, beginnt es zu weinen und klammert sich an der Bezugsperson fest. Wichtig zu wissen: Fremdeln hat die Natur nicht ohne Hintergedanken eingerichtet! Demnach ist es nicht ratsam den Kindern das Fremdeln abzugewöhnen. Denn mit Beginn des Krabbelalters können sie nun auch leichter in falsche Hände geraten. Fremdeln ist demnach eine Schutzfunktion.

2.2 Der Mythos vom Verwöhnen

Oftmals sind Außenstehende der Meinung, dass Eltern ihr Kind nur verwöhnen und sich somit einen Tyrannen heranziehen. Doch ein zu viel an Bindung gibt es nicht und ein Verwöhnen im ersten Lebensjahr ist schier unmöglich. Gerade Babys brauchen uns Tag und Nacht. In den ersten drei Lebensjahren brauchen Kinder die Regulation von Außen in Form von Trösten, Umarmen, auf den Arm hochnehmen. Sie können sich nicht selbst beruhigen. Die Ursache hierfür liegt im Gehirn. Die Hirnreife des Kindes lässt keine Selbstregulierung zu. Genauso sieht es beim Manipulieren aus. Erst mit Eintritt in die Schule können Kinder bewusst „manipulieren".

2.3 Tragen

Der Mensch ist eine physiologische Frühgeburt. Er wird unreif geboren. Zu diesem Schluss kam der Schweizer Biologe, Zoologe und Anthropologe Adolf Portmann bereits 1939. Was liegt da näher, als das Baby am Körper zu tragen? Die Naturvölker und auch unsere Vorfahren dienen als gutes Beispiel. Seit Anbeginn der Menschheit werden Babys getragen. Früher wurden dafür Felle, Tücher oder auch Weidenkörbe genutzt. Jedes Baby was in unserer heutigen Zeit geboren wird, ist auf Steinzeit gepolt.

Das Tragen wirkt sich günstig auf die Hüftreifung aus und unsere Wirbelsäule ist für den aufrechten Transport gedacht. Die Auswahl an passenden Tüchern und Tragehilfen ist mittlerweile immens und stellt eine erhebliche Entlastung für Mamas und Papas dar. Beim

Tragen ist es wichtig, dass das Kind im ersten Lebensjahr die physiologisch richtige Anhock-Spreiz-Stellung einnimmt und die Atmungsorgane stets frei liegen. Es gibt keine Zeit- oder Altersbegrenzung zum Tragen. Entscheidend ist, dass es Tragling und Tragendem dabei gut geht. Gerade für einen Tragepapa bedeutet es eine tiefe Bindung zu seinem Kind.

Weiterhin erleben Babys die unter Koliken leiden durch das Tragen eine enorme Erleichterung. In aufrechter Postion können Gase leichter entweichen und das Magengrummeln wird weniger. Dies bedeutet gleichzeitig auch weniger Sorgen und mehr Ruhe für die jungen Eltern.

Die Inanspruchnahme einer Trageberatung ist vor allem für Erstlingseltern eine große Bereicherung.

2.4 Stillen

„Das Neugeborene braucht nur drei Dinge: Wärme in den Armen der Mutter, Nahrung aus ihrer Brust und Geborgenheit durch die Sicherheit ihrer Nähe. All dies bekommt es durch das Stillen." Dr. Grantly Dick-Read

Das Stillen stärkt nicht nur die Bindung zwischen Mutter und Kind. Die Muttermilch passt sich individuell und auch tagesaktuell den körperlichen Bedürfnissen des Kindes an. Die Zusammensetzung der Muttermilch ist dabei einzigartig und kann nicht künstlich nachgeahmt werden. Sie kleidet den unreifen Darm aus, den Sitz des Immunsystems, und schützt so vor Erkrankungen. Ebenso wirkt Muttermilch präventiv gegenüber dem plötzlichen Kindstod und reduziert SIDS (Sudden infant death syndrome) um die Hälfte gegenüber ungestillten Kindern.

Im ersten Lebensjahr ist Muttermilch das Wasser des Babys sowie Hauptnahrungsmittel. Kinder senden bereits frühe Zeichen, wenn sie Hunger haben. Dazu zählen das Ballen der Händchen zu Fäustchen, Schmatz-geräusche, hin und her drehen des Kopfes, unruhiges Verhalten und das Saugen an Daumen oder Kissen. Wird auf diese Anzeichen nicht eingegangen, ist das Schreien und Weinen die letzte Möglichkeit des Babys.

Es gibt viele Mythen rund um das Stillen, welche leider auch heute noch jungen Müttern erzählt werden und welche gerade Mütter mit dem ersten Kind verun-sichern. Eine Aussage ist bspw. nur alle vier Stunden zu

Stillen. Dabei ist es wichtig das Kind zu jeder Zeit (bei Bedarf) anzulegen und die Uhr zu verbannen. Im Mutterleib wird das Kind 24 Stunden rundum versorgt. Es kennt demnach keinerlei Hungergefühl. Kaum ist es geboren „soll" es wissen, dass es nur all vier Stunden Nahrung bekommt. Da das Baby noch kein ausgeprägtes Zeitgefühl hat, löst das Hungergefühl eine fürchterliche Angst in ihm aus.

Eine weitere Verunsicherung zeigt sich oft im dritten bzw. vierten Lebensmonat. In der Zeit werden die Brüste wieder weich, was allerdings nicht heißt, dass die Milch ausgeht. Vielmehr sind Mutter und Kind jetzt ein eingespieltes Team. Die Nachfrage regelt dabei das Angebot. Zu Beginn findet eine Überproduktion von Muttermilch statt, welche sich dann im beschriebenen Zeitraum einpendelt. Treten vorübergehende Stillschwierigkeiten auf, ist dies kein Grund zum Abstillen. Manchmal ist es einzig und allein die falsche Anlegetechnik. Jede Mutter hat die Möglichkeit sich Rat bei einer Stillberaterin zu holen, die sie bei Stillschwierigkeiten unterstützt. Im Internet findet sich je nach Region die passende Ansprechpartnerin. Oftmals kann auch die eigenen Hebamme weiterhelfen.

2.5 Schlafen

Das Thema Schlafen und Durchschlafen beschäftigt die meisten Eltern und die, die es noch werden wollen. In den ersten Monaten schlafen die meisten Babys 14 - 18 Stunden täglich. Die meisten schlafen dabei allerdings selten mehr als drei bis vier Stunden, ohne für eine Mahlzeit aufzuwachen.

Babys schlafen anders als Erwachsene und die Natur hat sich dabei etwas gedacht. Würden Babys genauso wie Erwachsen schlafen, wären sie zu lange im Tiefschlaf und ihr Überleben in Gefahr. Das nächtliche Wachwerden ist also ein evolutionär gewachsenes Alarmsystem! Auch wir Erwachsene wachen jede Nacht mehrfach auf. Aber fühlen wir uns sicher und wohl, schlafen wir schnell wieder ein und können uns am nächsten Tag nicht mehr daran erinnern. Das häufige Erwachen bei Babys ist ein positives Zeichen. Es zeigt auf, dass sich die Reife des Gehirns optimal entwickelt. Kurzum: es ist gegen die Natur, wenn Babys durchschlafen! Das Menschenskind ist so gemacht, dass es tagsüber getragen wird und nachts bei seiner Mutter schläft (nach Dr. William Sears).

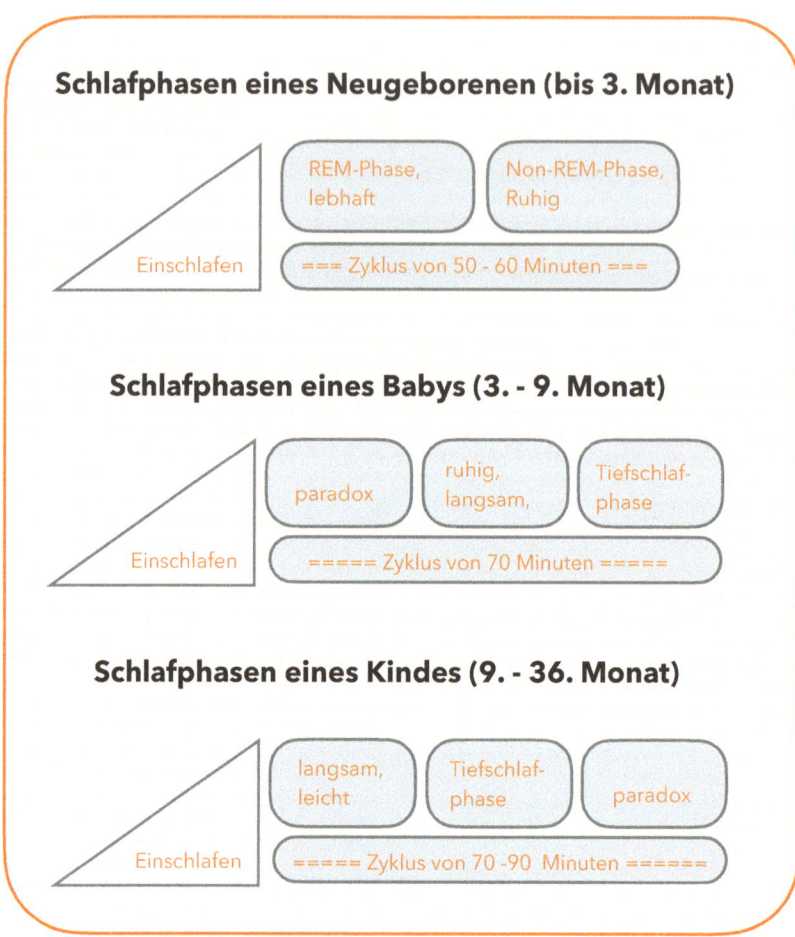

Schlafphasen eines Neugeborenen (bis 3. Monat)

REM-Phase, lebhaft

Non-REM-Phase, Ruhig

Einschlafen

=== Zyklus von 50 - 60 Minuten ===

Schlafphasen eines Babys (3. - 9. Monat)

paradox

ruhig, langsam,

Tiefschlaf-phase

Einschlafen

===== Zyklus von 70 Minuten =====

Schlafphasen eines Kindes (9. - 36. Monat)

langsam, leicht

Tiefschlaf-phase

paradox

Einschlafen

===== Zyklus von 70 -90 Minuten ======

Für viele und übermüdete Eltern sind die unzähligen Bücher über Schlafprogramme der augenscheinliche „Rettungsanker". Das kindliche Schlafverhalten wird zur Krankheit erklärt und unerwünschtes Verhalten versucht „abzutrainieren". Ein Kind muss nicht schlafen lernen!

Wer mit Schlafprogrammen versucht sein Kind zu konditionieren, kämpft gegen die Natur. Und dabei gibt es nur Verlierer. Ein Resignieren des Kindes zeigt nicht den Erfolg, sondern dass es gelernt hat nicht gehört zu werden. Was das Kind verspürt ist Todesangst, nicht nur seelisch, sondern auch körperlich.

Alltägliche Gründe warum ein Kind nicht (wieder) einschlafen kann, sind dieselben wie bei uns Erwachsenen. Dazu zählen Hunger, Durst, der Magen ist überfüllt, Angst, falsche Umgebungstemperatur oder es ist noch nicht müde. Wenn Kinder älter werden erreichen sie eine gewisse Schlafreife. Phasen wie das Zahnen, Erkältungen, aber auch Trennungen und Angst können den Schlaf dennoch beeinträchtigen.

Grundsätzlich brauchen Babys nichts außer einen Schlafsack und wenn nötig einen Schnuller zum Schlafen. Sie dürfen auf jeden Fall mit ins Elternbett oder ins Beistellbett daneben. Voraussetzung hierfür ist jedoch, dass die Mutter bzw. die Eltern nüchtern (frei von Alkohol, Drogen, Zigaretten oder Schlafmitteln) sind.

Eine sehr gefürchtete Todesursache für Kinder im ersten Lebensjahr ist der plötzliche Kindstod oder auch SIDS (Sudden infant death syndrome) genannt. Es gibt viele Studien dazu und doch kann niemand genau erklären, was wirklich geschieht, wenn ein Kind im Schlaf unerwartet stirbt. Ein möglicher Grund ist die nicht mehr automatisch kontrollierte Atmung. Normalerweise haben Babys einen Schutzmechanismus, der sie erwachen lässt, wenn eine bedrohliche Apnoe eintritt. Aus unbekannten Gründen haben SIDS-Opfer diese Fähigkeit nicht.

Grundsätzlich sind die SIDS-Fälle in den letzten 25 bis 30 Jahren extrem zurückgegangen und sind heute im Vergleich 10 mal seltener. In Deutschland liegt das Risiko mittlerweile unter 0,02 Prozent. SIDS ist somit immer noch eine reale Gefahr, aber glücklicherweise ein eher seltenes Ereignis mittlerweile.

Wie bereits weiter oben erwähnt, schützt das Stillen Babys vor Infektionen der Atemwege und des Magen-Darm-Traktes, welche das SIDS-Risiko vergrößern. Außerdem schlafen gestillte Babys weniger tief als künstlich ernährte und tun dies auch häufiger bei der

Mutter. SIDS tritt zwar auch bei gestillten Babys auf, allerdings signifikant seltener.

2.6 Beikost

Der Name sagt es bereits: Die Einführung der BEI-Kost ist kein Ende der Stillzeit oder der Gabe der Pre-Milch. Die kleinen Häppchen ersetzen keineswegs eine ganze Mahlzeit. Es ist eine Übergangszeit mit dem vereinten Ziel aller Eltern, dass das Kind später das isst, was die Erwachsenen essen. In dieser Zeit sollte ein Kind Freude am Essen, vor allem an gesunden Lebensmitteln wie Obst und Gemüse entwickeln. Dabei ist das menschliche Gebiss darauf ausgelegt feste Nahrung zu zermahlen und nicht nur Nahrung aufzunehmen die geschluckt wird.

Wann mit der Einführung der Beikost begonnen wird, hängt dabei nicht vom Alter des Kindes ab, sondern wenn das Kind die Beikostreifezeichen zeigt:

- Sitzt das Baby mit Unterstützung frei,

- kann es Gegenstände greifen und zum Mund führen,

- ist der Zungenstreckreflex abgeschwächt und

- zeigt es zunehmend Interesse an Nahrungsmitteln,

so spricht nichts gegen das Reichen von kleinen Häppchen.

Der Zungenstreckreflex, der Babys von Mutter Natur mitgegeben wird, sorgt dafür, dass die feste Nahrung umgehend wieder aus dem Mund befördert wird. Somit wird die Aufnahme von zu viel fester Nahrung verhindert. Das Baby lernt zuerst das Greifen, danach das Kauen und erst wenn es das alles beherrscht, kann es Bissen in den hinteren Mundraum befördern. Der Natur sei gedankt.

Mit welchem Lebensmittel begonnen wird, ist völlig egal. Wichtig ist, dass es im Originalzustand angeboten wird. Dieses Konzept wird auch als *Baby led weaning*, kurz BLW, bezeichnet und wurde von der englischen Krankenschwester Gill Rapley wiederentdeckt. Das Baby übernimmt den aktiven Part und entscheidet selbst darüber wann es wieviel feste Nahrung zu sich nehmen möchte bzw. über das Abstillen.

Eine Win-win-Situation für Eltern und Kind. Neben der finanziellen Entlastung und die Zeitersparnis für das Brei Kochen bzw. Kaufen, isst das Kind nicht vor oder nach den anderen Familienmitgliedern, sondern mit am Familientisch. Die Eltern können ihr Essen warm genießen, da das Kind nicht belöffelt wird.

Der Mensch hat Zähne und die möchten was zu tun haben. Ständig durchpüriertes Essen sieht erstens nicht appetitlich aus und das Kind kann nur noch erahnen, um welche Lebensmittel es sich handelt. Weiterhin ist ein Kind sehr kompetent und weiß, wann es satt ist. Kann es selbst entscheiden, besteht keine Gefahr der Überfütterung.

Für die ordnungsliebenden Eltern grenzt es an eine Zerreißprobe, wenn das Kind mit Essen spielt, matscht, und das Essen am Ende auf den Boden fällt. Ich kann bestätigen es wird besser und das Kind profitiert erheblich davon! Auch das Trinken aus einem normalen Becher bedeutet Übung, erspart dem Kind allerdings die Umgewöhnung und den Eltern teure Anschaffungen.

Viele Eltern befürchten ein Verschlucken oder Ersticken. Brei ist dabei nicht die sichere Methode, da es den Würgreflex umgeht. Generell gilt: Essen bitte nicht im Liegen anbieten oder das Kind beim Essen allein lassen! Werden bestimmte Lebensmittel nicht gern angenommen, versucht man es nach bestimmter Zeit noch mal. Wir essen auch nicht alles. Dies gilt auch für Kinder.

Möchte ein Kind nicht essen, gibt es laut Dr. Carlos Gonzales („Mein Kind will nicht essen") vier Gründe:

- Es ist satt.
- Es ist krank.
- Es ist nicht genug Essen da.
- Es ist noch nicht beikostreif.

Die allerwichtigstes Regel: Ein Kind darf niemals zum Essen gezwungen werden!

2.7 Kommunikation

„Man kann nicht nicht kommunizieren. Weinen ist Kommunikation." Wratzlawick, 1996

Babys kommunizieren indem sie ihren Bezugspersonen ihre Befindlichkeiten durch Weinen oder Lachen mitteilen. Eltern reagieren darauf instinktiv und sind in der Lage das Verhalten der Kinder richtig zu deuten. Um eine Bindung aufzubauen bedarf es dem Zuhören, Sprechen und Eingehen auf die kindlichen Bedürfnisse. Das dadurch gebildete Urvertrauen ist das Fundament für alle Beziehungen im Leben des Kindes. Außerdem ist es wichtig für die Identitätsentwicklung und ein Gefühl des „Sich-verlassen-Dürfens" (Erik H. Erikson, 1973).

Ab dem Alter von sechs Monaten produzieren Babys Lall-Laute und Lall-Silben. Mit zwölf Monaten die ersten Wörter und ab dem achtzehnten Lebensmonat Wortverbindungen. Sie lernen ihre Bedürfnisse, Wünsche und Meinungen durch Sprache mitzuteilen. Sprache gibt ihnen Selbstsicherheit und formt die Persönlichkeit. Bereits kleine Kinder empfinden Spaß am Spiel mit Sprache. Jedes normal entwickelte Kind erschließt sich die Grundstrukturen seiner Erst- und ggf. seiner frühen Zweitsprache systematisch und zielstrebig (Tracy/ Lemke, 2009).

Ein Leben ohne Sprache ist undenkbar! Um zwischenmenschliche Beziehungen aufbauen und Informationen austauschen zu können, müssen Menschen auf ihre kommunikativen Fähigkeiten (verbale und nonverbale) zurückgreifen. Die Sprache hat unzählige Funktionen, z.Bsp. Gefühle auszudrücken, Sinneswahrnehmungen mitzuteilen, Wissen anzueignen, Konflikte zu bewältigen, Autorität und Macht auszuüben oder auch Realitäten zu schaffen.

Jeder Mensch verfügt über eine angeborene Sprachfähigkeit. Auch gehörlose erwerben eine vollständige Sprachform: die Gebärdensprache, welche sich visueller Zeichen bedient und ebenso über grammatische Kategorien und Satzbauregeln verfügt. Auch Eltern können ihren Kindern, lange bevor sie anfangen zu sprechen, die Möglichkeit geben sich über Gebärden auszudrücken. Die Kinder können sich mitteilen und verfallen nicht in Frustration, weil die Eltern sie nicht verstehen. Durch das Gebärden mit Babys wird die normale Sprachentwicklung nicht gehemmt. Im Gegenteil! Lautsprachunterstützende Gebärden werden bspw. in Kitas immer häufiger zur Förderung der Sprachentwicklung angewendet.

Wie Gebärden die Sprachentwicklung fördern

- Es wird langsamer, deutlicher und somit kindgerechter gesprochen.

- Sätze werde automatisch einfacher und dadurch verständlicher formuliert.

- Die phonologische Bewusstheit (eine Form der Sprachbewusstheit) und das Verständnis für Sprachrhythmus wird gefördert.

- Durch Nachahmung wird die Feinmotorik des Kindes, die Hand-Augen-Koordination, die Konzentrationsfähigkeit sowie das Körpergefühl trainiert.

- Es werden mehr Verknüpfungen im Gehirn gebildet. Dies verbessert das Erinnerungs- und Vorstellungsvermögen und erhöht die generelle Lernfähigkeit.

- Es ergibt sich ein positiver Einfluss auf Blickkontakt und Aufmerksamkeit.

- Von Erfolg gekrönte Kommunikation motiviert!

Jede Familie wählt die Gebärden, die zu ihrem Alltag passen. Dabei sind zu Beginn sechs bis zwölf Gebärden ausreichend. Es geht nicht darum eine komplette Sprache zu ersetzen, sondern wichtige Worte durch die Gebärden zu betonen.

Es gibt zu dem Thema Babygebärden zahlreiche Literatur und Kurse, in denen Gebärden gelernt werden.

2.8 Babyausstattung - Was braucht mein Kind?

Bereits in der Schwangerschaft werden Eltern mit Listen überhäuft, auf denen unzählige Dinge stehen, die für das Baby angeblich unerlässlich sind. Dies zeigt die Prägung auf Konsum. Den Eltern wird schrittweise die Verantwortung genommen, selbst zu entscheiden was sinnvolle und nützliche Anschaffungen sind.

Ein Baby interessiert es wohl kaum, wie viel Spielzeug es hat, denn es braucht keins. Es braucht Wärme, Nähe und Bindungspersonen die es versorgen. Mit diesen „einfachen" Dingen ist es glücklich und zufrieden.

Es obliegt jeder Familie selbst, welche Ausstattung sie sich zulegt. Aus meiner Erfahrung kann ich sagen, dass mit jedem weiteren Kind die Ausstattung immer weiter reduziert wird, da viele Dinge, die beim ersten Kind angeschafft wurden, beim dritten Kind als völlig unnötig empfunden werden.

Eine kleine Liste von Dingen, die bei einem Neugeborenen völlig ausreichend sind:

- Beistellbett, was direkt an das Elternbett gestellt wird

- Tragetuch, ergonomische Babytrage, eventuell Kinderwagen – eignet sich super als Einkaufswagen

- Autobabyschale – allerdings nur für den Transport im Auto, nicht als Schlafplatz

- Kleidung für die verschiedenen Jahreszeiten

- Stoffwindeln oder Ökowindeln – bei windelfrei entfällt dieser Punkt

- bei Flaschennahrung: Flaschen und Sauger

- natürliche Pflegemittel – Muttermilch kann vielseitig eingesetzt werden

2.9 Fazit

Wer sich neu mit dem Thema bedürfnisorientierte Elternschaft im ersten Lebensjahr beschäftigt, wird sich eventuell überfordert fühlen. Aber alles, was ich aufgeführt habe, schlummert in jedem Elternteil. Es braucht nur einen kleinen Anstupser.

Es macht wenig Sinn sich selbst unter Druck zu setzen, um allen Anforderungen gerecht zu werden. Unser Bauchgefühl ist alles was wir brauchen. Wir reagieren meist instinktiv und auch wir sind Menschen. Von sich selbst zu verlangen immer ruhig zu bleiben oder nie wütend zu werden ist schier unmöglich. Besonders in bestimmten Situationen, die uns aus unserer Kindheit triggern, können wir nicht ruhig bleiben. Ein ganz entscheidender Punkt ist dies zu erkennen und zum Beispiel den Raum zu verlassen, um Dampf abzulassen. Das Kind vorher sicher ins Bettchen oder Laufgitter legen. Draußen an der Luft fünf Mal tief Einatmen und die Frustration löst sich meist so schnell auf, wie sie gekommen ist. Mein Rückzugsort war der Keller und meine Familie wusste Bescheid, dass ich erstmal meine Ruhe brauche.

Bedürfnisorientierte Elternschaft heißt auch nicht, dass das Baby nie Weinen darf und man gleich eine schlechte Mutter oder ein schlechter Vater ist. Es macht allerdings einen Unterschied, ob das Baby auf dem Arm der Eltern weint oder allein im dunklen Raum liegt und verzweifelt ist.

Leben mit High Need-Babys

Der Begriff High Need-Baby stammt von Dr. William Sears. Er ist Professor für Kinderheilkunde in Florida und Vater von acht Kindern. Um einen deutschen Begriff dafür zu nennen, trifft es „24-Stunden-Baby" am besten. Das Baby ist sehr fordernd, weint vermehrt, wacht ständig auf, wirkt fast „hyperaktiv", braucht sehr viel Körperkontakt und was am meisten an den Nerven der Eltern zerrt: es braucht kaum Schlaf.

Da ich das Glück hatte drei High Need-Babys zu haben, weiß ich wovon ich schreibe. Ich kann ermutigend sagen: Es wird bei jedem weiteren Kind einfacher! Mein ältester Sohn schlief im ersten Lebensjahr maximal zwei Stunden Nachts und ich entsprechend auch. Am Tag sah es auch nicht besser aus. Ich weiß nicht, wie er es mit so wenig Schlaf ausgehalten hat. Ich hingegen war ein wandelnder Vulkan, der bei der geringsten Äußerung Außenstehender ständig kurz vorm explodieren war. Meine drei anderen Kinder schliefen im Vergleich besser. Ich diente allerdings als Bett. Sie waren förmlich auf mir festgewachsen. Am Tag trug oder schob ich sie pausenlos umher. Einige Tage liefen besser, andere schlechter. Obwohl es sehr an meinen Nerven zerrte, habe ich den Entschluss Kinder zu haben nie bereut.

Wer ein High Need-Baby hat, scheut sich bitte nicht davor sich Unterstützung zu suchen, wenn er am Ende seiner Kräfte ist. Das hat nichts mit eigener Schwäche zu tun. Für Schreibabys gibt es deutschlandweit Schreibabyambulanzen, an die sich Eltern wenden können.

High Need-Babys entwickeln sich meist auch zu High Need-Toddler (Kleinkind) und hochsensiblen Kindern. Dazu mehr im nächsten Kapitel.

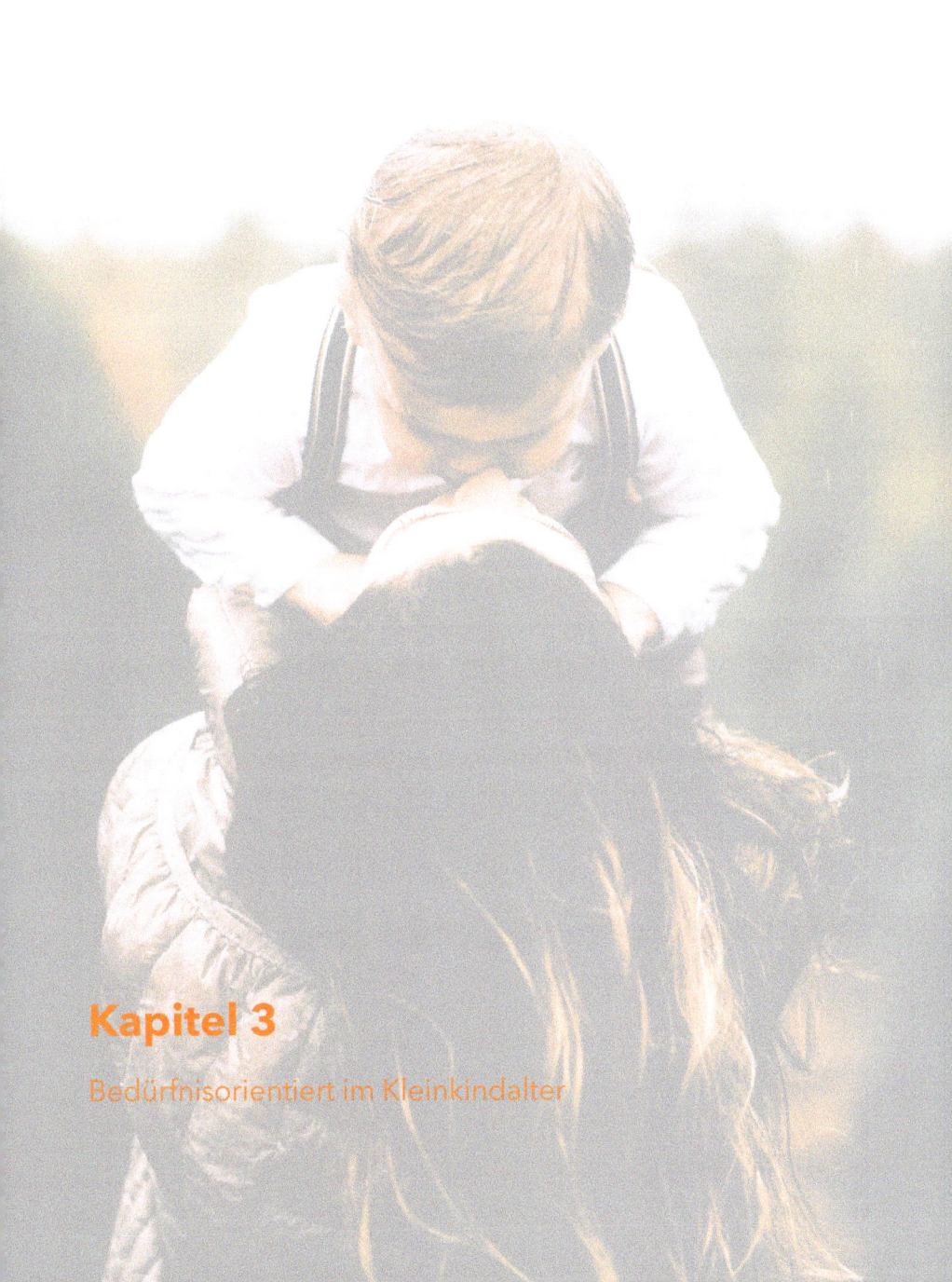

Kapitel 3

Bedürfnisorientiert im Kleinkindalter

Bedürfnisorientiert im Kleinkindalter

Eine bedürfnisorientierte Beziehung mit seinem Kind ist weit über das erste Lebensjahr hinaus wichtig. Das Fundament bildet auch hier die Bindung zu seinem Kind. Gerade mit Beginn der Autonomiephase stehen Eltern vor neuen Hürden, die viel Kraft und einer großen Portion Humor bedürfen. Damit sich ein Kind selbst finden kann, ist die frühe Bindung an die Eltern sehr wichtig. Erst wenn diese besteht, traut sich das Kind „raus in die Welt", da es weiß jederzeit wieder in den sicheren Hafen zurückkehren zu können.

Im ersten Lebensjahr ist es für viele Eltern erstrebenswert, dass ihre Kinder früh selbständig werden: allein schlafen, allein essen oder sich allein beruhigen. Beginnt bei dem Kind die Autonomiephase, ist es oft nicht mehr gewollt, dass Kinder etwas „allein machen". Eigenständiges Verhalten ist unerwünscht.

Die Autonomie ist für Kinder jedoch von großer Bedeutung und sehr wichtig für die Selbstverwirklichung und das Selbstbewusstsein. Im zweiten Lebensjahr erkennen Kinder, dass sie ein eigenständiger Mensch sind und eine andere Meinung haben dürfen. Dies erfordert von vielen Eltern gute Nerven, besonders in der Öffentlichkeit. Wer kennt sie nicht, die Blicke der Anderen, wenn sich das Kind im Supermarkt schreiend auf den Boden wirft oder sich auf den Gehweg setzt. Was am besten hilft und die Nerven schont, ist sich nicht durch andere verunsichern zu lassen, bei seinem Kind zu bleiben und ihm zu signalisieren „Ich bin bei dir!".

Für mich klingt der Begriff „Trotzen" sehr abfällig und zeigt die teilweise Verzweiflung vieler Eltern. Hirnforscher, wie beispielsweise Gerald Hüther, bestätigen, dass das unterschiedliche Verhalten der Kinder während der Autonomiephase mit der Gehirnentwicklung zusammenhängt. Im Kleinkindalter werden bestimmte Wörter vom Gehirn als unwichtig aussortiert und somit vom Kind überhört. Bei Sätzen wie „Kannst du bitte nicht…" hört das Kind „Kannst du bitte…", denn das Wort „nicht" wird aussortiert. Demnach können Kinder überhaupt nicht nachvollziehen, warum sie für bestimmte Handlungen ausgeschimpft werden.

Eine Hilfe für Kind und Eltern ist es die Sätze so umzustellen, dass das „nicht" in der Mitteilung durch Umschreibung die gewünschte Handlung hervorruft.

Als Beispiel: Anstatt zu sagen „Gehe bitte nicht an den Herd!", ist es besser das Kind zu warnen: „Der Herd ist heiß! Du verbrennst dir deine Hand." Generell gilt es die Ansprache möglichst positiv zu formulieren. Anstatt etwas zu verbieten oder zu untersagen, lieber die Aufmerksamkeit auf etwas Schönes bzw. Interessantes lenken. So hört das Kind weniger „Nein" und ist eher gewillt den Eltern zuzuhören. Denn oftmals lehnen die Kinder während der Autonomiephase die Meinung der Eltern ab und möchten meist das Gegenteil.

Nachtschreck bei Kindern

Mitten in der Nacht fängt das Kind an zu schreien, sitzt im Bett oder schlägt um sich. Was zuerst wie ein Alptraum scheint, ist ein Nachtschreck. Dabei ist das Kind körperlich wach, aber das Bewusstsein schläft noch. Meist schauen die Kinder ihre Eltern an und sind trotzdem nicht ansprechbar. Eltern, die solche Reaktionen zuvor nicht kannten, sind oft hilflos.

Bei Versuchen das Kind auf den Arm zu nehmen, schlägt es noch mehr um sich und zappelt. Ist dies der Fall, ist es wichtig dem Kind einen sicheren Rahmen zu geben, damit es sich nicht verletzen kann, indem es zum Beispiel aus dem Bett fällt. Meist dauert die Situation nur wenige Minuten an und das Kind kann sich am nächsten Morgen an nichts mehr erinnern.

Gründe für einen Nachtschreck können die Unreife des Gehirns sein, aber auch Erschöpfung oder Übermüdung. Ein Nachtschreck kann lediglich einmal auftreten oder auch vermehrt und gehört zum normalen Schlafverhalten. Hochsensible Kinder neigen jedoch eher dazu. Betroffene Eltern brauchen sich dennoch keine Sorgen machen, denn ein Nachtschreck ist kein Anzeichen einer psychischen Störung.

Hochsensible Kleinkinder

„Hilfe, mein Kind ist *anders*!". Dieses Gefühl beschleicht einige Eltern, wenn sie spüren, dass ihr Kind nicht so einfach „zu händeln" ist, wie das der Freundin oder des Nachbarn.

Bereits im Säuglingsalter kann zum Beispiel die familiäre Nachtruhe sehr in Mitleidenschaft gezogen werden. Im Kindergartenalltag sind hochsensible

Kinder dauernder Reizüberflutung ausgesetzt, was ebenfalls zu heftigen körperlichen und seelischen Reaktionen führt. Bei denen durch diese Reizüberflutung entstehenden extremen Reaktionen, fragen sich Eltern und Erzieher oft, ob es sich um eine AD(H)S -Diagnose handelt oder bei Rückzug des Kindes auch um Autismus. Dabei bedeutet Hochsensibilität einfach eine besonders intensive Wahrnehmungsfähigkeit. Hochsensible Kinder nehmen Reize aus der Umwelt stärker auf und sind schnell von den vielen Reizen „überflutet".

Wer dies bei seinem Kind erkennt, kann dementsprechend reagieren und sein Kind auf seinem Weg begleiten. Hochsensibilität ist keine Krankheit! Sind Eltern selbst hochsensibel können sie sich entsprechend in ihr Kind hineinversetzten. Für nicht hochsensible Eltern hält das tägliche Leben oft Situationen bereit, die nur mit Geduld und Ausdauer krisensicher zu bewältigen sind.

Besonders in stressigen und hektischen Situationen reagieren hochsensible Kinder mit Angst sowie hohem Stresspegel. Wird beispielsweise von einem Kind erwartet, dass es sich schnell anziehen oder schnell aufräumen soll, endet dies häufig in Weinen und

Verzweiflung. Ebenso ist es möglich, dass das Kind dennoch alles in seinem eigenen Tempo erledigt, was aber vielleicht gerade nicht in den Zeitplan der Eltern passt. Es hilft drei Mal tief in den Bauch hinein zu atmen und die Situation so anzunehmen wie sie ist. Das erspart dem Kind und den Eltern viele Tränen. Gerade in unserer schnelllebigen und auf die Uhr fixierten Zeit, können wir so von unseren Kindern lernen.

Spielzeugfreies Kinderzimmer

Ein Zimmer ohne Spielzeug?

Wer kennt es nicht? Man möchte im Drogeriemarkt ein Shampoo kaufen und steht vor dem riesigen Regal, in dem 30 verschiedene Shampoo-Hersteller bzw. -Sorten eingeordnet sind. Ich bin damit meist sehr überfordert und kann mich schwer entscheiden. Was uns als Erwachsenen schon schwerfällt, ist für Kleinkinder eine noch größere Hürde.

Die Werbung suggeriert uns, dass bereits Babys eine breite Palette an Spielzeug benötigen, um zufrieden und glücklich zu sein. Sitzt ein Kind nun aber in seinem von Spielzeug völlig überfüllten Zimmer, wird es meist nicht spielen. Eltern stehen vor einem Rätsel. Doch die Lösung ist einfach: Das Kind ist reizüberflutet! Es fühlt sich, wie wir uns, vor dem Shampoo-Regal. Zuviel Spielzeug reduziert das natürliche Spielverhalten des Kindes.

Ein spielzeugfreies Kinderzimmer heißt nicht, dass das Kind in einem leeren Raum sitzt, sondern das es drei bis vier verschiedene Spielsachen zur Verfügung hat und sich so besser auf sein Spiel konzentrieren kann. Noch besser eignen sich Naturmaterialien, welche die Fantasie anregen und die es draußen beim Familienspaziergang zu finden gibt. Vorteile dabei sind, dass sie nichts kosten und das Kind seine eigenen Spiele entwickelt, anstatt sich an vorgegebene Spielanleitungen zu halten.

Liebe Eltern, fangt nun bitte nicht an, die Zimmer eurer Kinder leerzuräumen, sondern bezieht eure Kinder in den Prozess mit ein! Eine hilfreiche Methode ist auch gerade ungenutztes Spielzeug in eine Kiste auf den Boden oder in den Keller zu räumen. Werden die im Zimmer verbliebenen Sachen nach gewisser Zeit langweilig, können diese im Kreislauf gegen etwas „Neues" aus der Spielekiste getauscht werden.

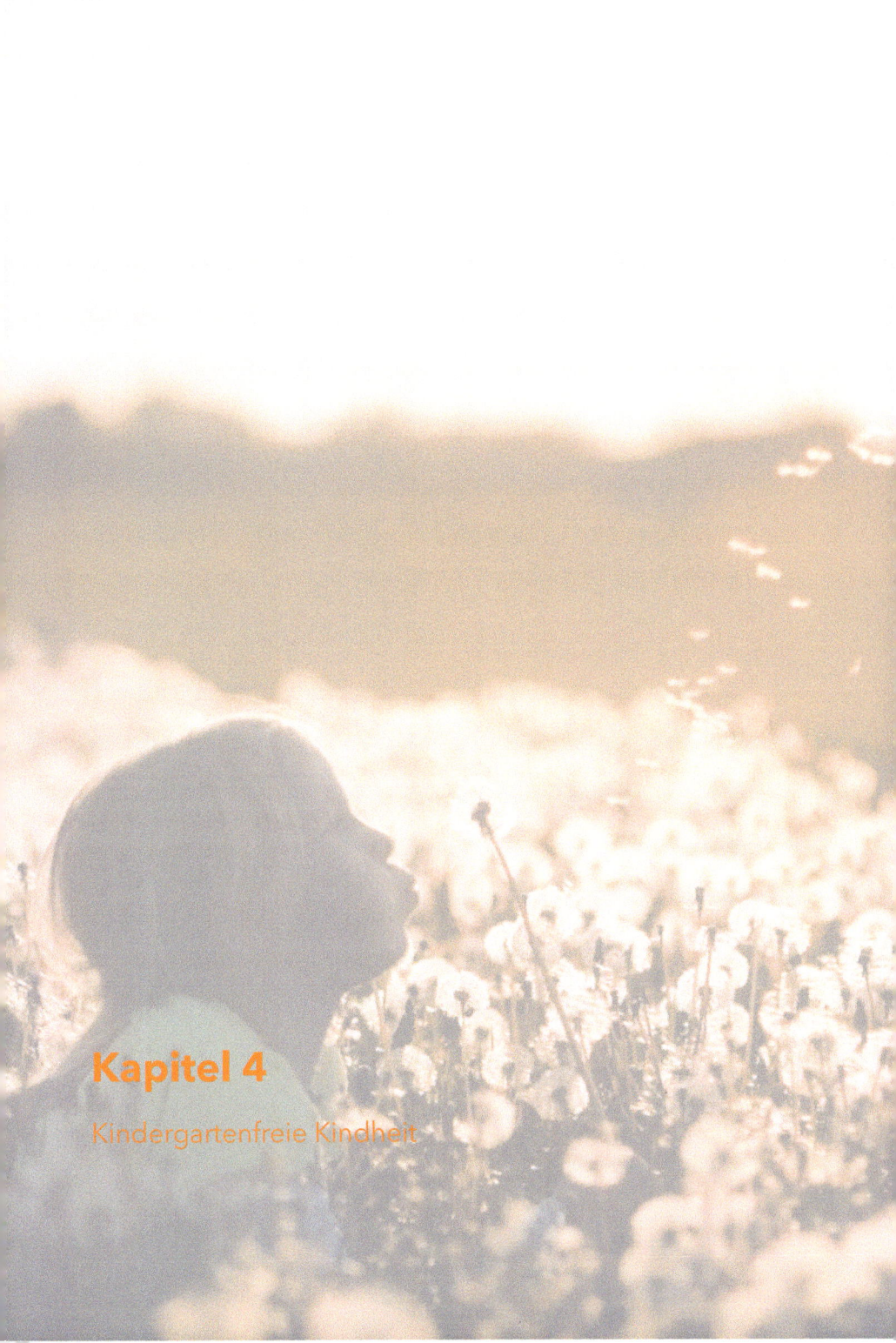

Kapitel 4

Kindergartenfreie Kindheit

Kindergartenfreie Kindheit

Sich bewusst dafür zu entscheiden, sein Kind zu Hause und nicht fremdbetreuen zu lassen, erfordert in unserer heutigen gesellschaftlichen Strukturen Mut. Es erscheint, als gehöre es zum guten Ton sein Kind möglichst früh in Kindertageseinrichtungen zu geben. Die Allgemeinheit sieht den Besuch des Kindergartens als unabdingbar an, als Grundlage für das Erlernen von Sozialverhalten beispielsweise. Das Sozialverhalten ist jedoch bei allen Menschen angeboren. Das haben verschiedene Tests bewiesen.

An dem Ausspruch: „Für die Erziehung eines Kindes braucht es ein ganzes Dorf.", ist viel Wahres zu finden. Sicher ist es für Kinder wichtig Spielkameraden zu haben. Dies braucht allerdings nicht zwangsläufig den Rahmen des Kindergartens. Doch leider sieht man heute kaum noch Kinder in „freier Wildbahn". Die Spielplätze sind wie leer gefegt. Besucht man am Vormittag einen Spielplatz, hat man ihn meist komplett für sich und erntet erstaunte Gesichter. Wünschenswert ist ein gegenseitiges Respektieren und das Vorurteile aus der Welt geschafft werden können. Familien die aus Überzeugung kindergartenfrei leben, sind nicht alle von

Sozialhilfe abhängig oder zu faul zum Arbeiten. Vielmehr überlassen sie ungern dem Staat die Erziehung ihrer Kinder. In Zeiten des Internets gibt es genug Verdienstmöglichkeiten, die von zu Hause aus erledigt werden können.

Ein weiterer tragender Grund ist die gleichaltrige Orientierung in den Kitas: es ist schwer sich in homogenen Gruppen weiterführende (positive) Verhaltensmuster abzuschauen. Vielmehr geht es bei Gleichaltrigen um Konkurrenzverhalten. Sozialverhalten passiert ganz nebenbei, zum Beispiel wenn Menschen verschiedener Altersklassen oder verschiedener Kulturkreise (kann auch Stadt vs. Dorf sein) zusammen sind. In einer homogenen Gruppe orientieren sich die Kinder an anderen Kindern. Das ist schwierig für eine Entwicklung des Sozialverhaltens, nicht nur für Kleinkinder. Dies gilt ebenso für ältere Kinder.

Gordon Neufeld (klinischer Psychologe) warnt in seinem Buch „Unsere Kinder brauchen uns", dass Kinder ihre Werte, Identität und Verhaltensweisen immer mehr von Gleichaltrigen lernen und übernehmen. Durch die Orientierung an Gleichaltrigen entsteht eine Bindung zwischen den Kindern. Ein weiterer Grund dafür ist, dass die Eltern einen Großteil des Tages für ihre Kinder nicht greifbar sind, obwohl die Bindung an die Eltern die stärkste sein sollte. Auf den Punkt gebracht lässt sich sagen: findet eine frühe Fremdbetreuung statt, ist die Eltern-Kind-Bindung nicht mehr fest genug. Infolgedessen bricht diese Bindung ab und die Kinder orientieren sich hauptsächlich an den gleichaltrigen Kindern (oder der Betreuungsperson). Aber ohne diese gefestigte Bindung sind die Kinder orientierungslos.

Wir Eltern sind reif und erfahren genug, um unseren Kindern emotionale Stabilität, sowie Werte, Identität und Verhaltensweisen zu geben, die sie brauchen. Wir sollten ihnen diese Dinge vorleben, einfach indem wir mit ihnen zusammen sind.

Erwecken Kinder den Anschein, gut im Kindergarten zurechtzukommen, heißt es nicht, dass sie sich dort Wohl fühlen. Vielmehr arrangieren sie sich mit der Situation. Gesellschaftlich bedingt sollen Kinder immer früher selbständig werden, wofür sie unreif sind. Es wird den Kindern viel zu viel aufgebürdet, was sie nicht meistern können und darunter leiden. Auf der anderen Seite werden Kinder in ihrer Weltentdeckung eingeschränkt und gehemmt. Sätze wie beispielsweise „Dafür bist du noch zu klein!", „Das kannst du noch nicht!", oder „Da darfst du nicht hochklettern. Das ist zu gefährlich!" - Nichts demotiviert mehr in seinem Entdeckerdrang als solche Aussagen. Trauen wir unseren Kindern einfach diese Selbstkompetenz zu, denn diese besitzen sie von Anfang an! Ich persönlich habe den Vergleich. Meine beiden Söhne waren eine Zeit lang im Kindergarten. In verschiedenen Situationen reagieren sie ängstlicher und zurückhaltender als ihre Schwester, die keinen Kindergarten besucht.

Doch wie lässt sich dies heutzutage für Familien praktisch umsetzten? Hierbei ist die regionale Vernetzung und die Zusammenkunft im analogen Raum von großer Bedeutung. Auf Telegram habe ich die Vernetzung „Familie sucht Familie" gegründet, um gleichgesinnte Familien dabei zu unterstützen im realen Leben zusammenzufinden. Eine alleinerziehende Mutter beispielsweise kann somit Unterstützung durch eine andere Familie in Form von nachbarschaftlicher Kinderbetreuung erhalten. Das Gleiche gilt für Familien, die freibildend leben. In weiterer Gruppen, wie „Selbstbestimmte Bildung" oder auch „Austauschgruppe Kitafrei und freibildend" kann sich auch untereinander fleißig an Erfahrungen und Hilfestellung ausgetauscht werden. Da allerdings jede Familie individuell ist, so gibt es auch die Möglichkeit, sich ganz persönlichen Rat und Anregungen direkt bei mir zu holen. Wer das in Anspruch nehmen möchte, schreibt mir am besten eine E-Mail.

Mein Körper gehört mir

Es gibt unzählige Bücher zum Thema „Dein Körper gehört dir" oder „Gehe nicht mit Fremden mit" etc. Überlegen wir uns, wie es im Babyalter damit aussieht.

Dazu eine kurze Erklärung: Es gibt vier unterschiedliche Abstände bzw. Zonen, wie nah wir einen Menschen an uns heranlassen und uns dabei wohl fühlen:

- Die öffentliche (mehr als 4 m),

- die gesellschaftliche (etwa zwischen 1,5 und 4 m),

- die persönliche (zwischen 0,6 und 1,5 m)

- und die intime (unter 60 cm) Distanzzone.

In der intimen Distanz von unter 60 Zentimetern dulden wir nur Menschen, welche zu unserem direkten, persönlichen Freundes- oder Familienkreis zählen. Wenn ein Fremder in diesen Raum eintritt, wird er als übergriffig wahrgenommen. Wir fühlen uns unwohl oder flüchten sogar. Demnach halten wir uns fremde Menschen mehr auf Abstand, als uns nahestehende Verwandte und Freunde.

Aber wie oft werden die Grenzen der Babys überschritten? Da wird in den Kinderwagen gegriffen, ja selbst im Arm der Eltern werden sie angefasst und fangen sie an zu weinen, ist das Kind einfach nur empfindlich. Die Einhaltung der intimen Grenze wird oftmals völlig ignoriert. Solange sich Kinder dagegen nicht verbal wehren können, sind die Eltern das Sprachrohr ihres Kindes.

Dies gestaltet sich die ersten Lebensjahre und dann kommt es zum Wendepunkt. Nun wird den Kindern gesagt, sie sollen nicht mit Fremden mitgehen. Ihr Körper ist ihre Festung und keiner darf sie gegen ihren Willen anfassen. - Ist es nicht Ironie, Kinder erst dem auszuliefern, um ihnen dann zu erklären, dass sie ihres Körpers Herr sind?

Ich appelliere bei diesem Thema an die Erwachsenen: Geht in euch und überlegt, ob ihr jedem die Hand gebt, auch wenn ihr diejenige Person nicht mögt. Umarmt ihr jeden und vor allem küsst ihr Menschen, denen ihr nicht gut gesonnen seid?

„Wer Nein zu Anderen sagt, sagt Ja zu sich selbst."
M. Rosenberg, Begründer der GFK

Minimalismus und der Weg in die Natur

Im letzten Teil meines Buches widme ich mich dem Thema Minimalismus. - Minimalismus ist das bewusste verzichten auf Konsum. Dabei geht es nicht darum, unter Zwang zu verzichten, sondern sich darüber Gedanken zu machen, was jeder Einzelne zum Leben wirklich braucht.

Auch mit Kindern ist ein solch bewusster Umgang möglich. Gleichzeitig lebt man ihnen vor, dass Konsum nicht glücklich macht und es auf wichtigere Dinge im Leben ankommt. Über das spielzeugfreie Kinderzimmer schrieb ich bereits im Kapitel 3.

Jeder Mensch besitzt im Laufe seines Lebens mehrere Tausend Dinge. Vieles davon landet unbeachtet in Kisten oder im Keller. Der Wunsch nach Konsum ist stark durch die Gesellschaft und die Werbung geprägt. Sich dessen bewusst zu werden, ist der erste Schritt in ein befreites Leben. Der zweite Schritt ist das Aussortieren von unnötigen bzw. nicht genutzten Gegenständen. Dies sollte Stück für Stück, am besten Zimmer für Zimmer, passieren. Dazu gibt es Coaches oder auch Leitfäden im Internet, die die ganze Sache erleichtern.

Nach dem Ausrangieren ist es wichtig sparsamer mit Konsumgütern umzugehen. Gut ist es vor einer Neuanschaffung zu bedenken: Brauche ich dies wirklich oder „lacht" es mich nur gerade an? Deutlich wird dies meist, wenn etwas Zeit vergehen kann. Sinnvoll ist es auch Dinge gebraucht zu kaufen und somit die Umwelt zu schonen. Viele Dinge werden als „Neu" auf Gebrauchtwarenbörsen angeboten, weil sie bisher einfach nicht zum Einsatz gekommen sind.

Der Mensch ist ein Naturwesen und darin liegen seine Wurzeln. Begibt er sich in die Natur, scheinen viele Sorgen nicht mehr so groß und körperliche Beschwerden verbessern sich. Es muss also nicht immer ein

Konzertbesuch oder Städtetrip sein. Außerdem schont ein Waldspaziergang den Geldbeutel und bei umsichtigen Verhalten auch die Umwelt.

Kinder in freier natürlicher Wildbahn geben sich ungezwungen: Sie spielen und toben. Daran können wir Eltern uns ein Beispiel nehmen. Wie wäre es denn, mit den Kindern durch den Wald zu toben und ins Laub zu springen? - Es bewirkt Wunder!

Quellenangabe

Ein Baby will getragen werden
Dr. Evelin Kirkilionis
Kösel Verlag, 1999

Mein Kind will nicht essen
Dr. Carlos Gonzales
La Leche Liga, 2010

Schlafen und Wachen
William Sears
La Leche Liga Schweiz, 2010

Bed-sharing and unexpected infant deaths: What is the relationship?
https://www.researchgate.net

Kinder verstehen
Herbert Renz-Polster
Kösel Verlag, 2015

Babysignal - Mit den Händen sprechen
Wiebke Gericke
Kösel Verlag, 2009

aurum-cordis.de

Adolf Portmann - physiologische Frühgeburt
wikipedia.org

Einmal breifrei, bitte!
Loretta Stern
Kösel Verlag, 2013

Das gewünschteste Wunschkind aller Zeiten treibt mich in den Wahnsinn
Danielle Graf, Beltz, 2016

Das Handbuch für die stillenden Mutter
Le Leche League Schweiz, 2010